Kleines Wesen
sei willkommen

Gerhard Schöne

Kleines Wesen sei willkommen

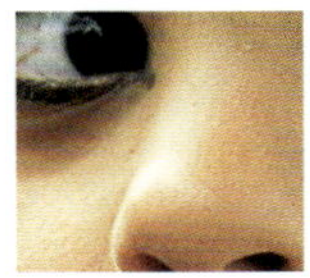

Thomas Verlag
Leipzig

SEI WILLKOMMEN HIER AUF ERDEN

Nahe unter Mutters Herzen
schwebt er leicht, der kleine Träumer.
Bald beginnt die schwere Reise,
bald betritt er den Planeten.

Jetzt muß er sich vorbereiten,
das heißt, er muß wachsen, schlafen,
das heißt, er muß sich bewegen
und dann auf die Landung warten.

Hast du das Signal vernommen?
Kleines Wesen, sei willkommen!
Sei willkommen hier auf Erden,
du sollst werden glücklich.

Wo wirst du die Welt betreten?
Wird man dich auf Kissen betten?
Schläfst du in Kartons aus Pappe?
Zugedeckt mit einer Zeitung?

Wie wird man dich hier empfangen:
mit dem Bandmaß und der Waage,
mit Umarmungen und Küssen?
Wird man lachen oder fluchen?

Hast du das Signal vernommen?
Kleines Wesen, sei willkommen!
Sei willkommen hier auf Erden,
du sollst werden glücklich.

Wirst du eine Nummer kriegen?
Oder einen Kosenamen?
Wirst du Hungerschreie hören
oder Schlager aus dem Radio?

Werden sie dich lieben, achten,
oder wollen sie dich dressieren?
Wirst du Stehlen lernen müssen
oder Schokolade essen?

Hast du das Signal vernommen?
Kleines Wesen, sei willkommen!
Sei willkommen hier auf Erden
du sollst werden glücklich.

Wirst du einst umjubelt werden,
oder lebst du unbeachtet?
Bist du eingeplant fürs Schlachtfeld,
oder wirst du selbst befehlen?

Wirst du aufstehen gegen Unrecht,
oder wirst du schweigend dulden?
Werden sie dich wachsen lassen
zu dem Menschen, der du sein willst?

Hast du das Signal vernommen?
Kleines Wesen, sei willkommen!
Sei willkommen hier auf Erden,
du sollst werden glücklich.

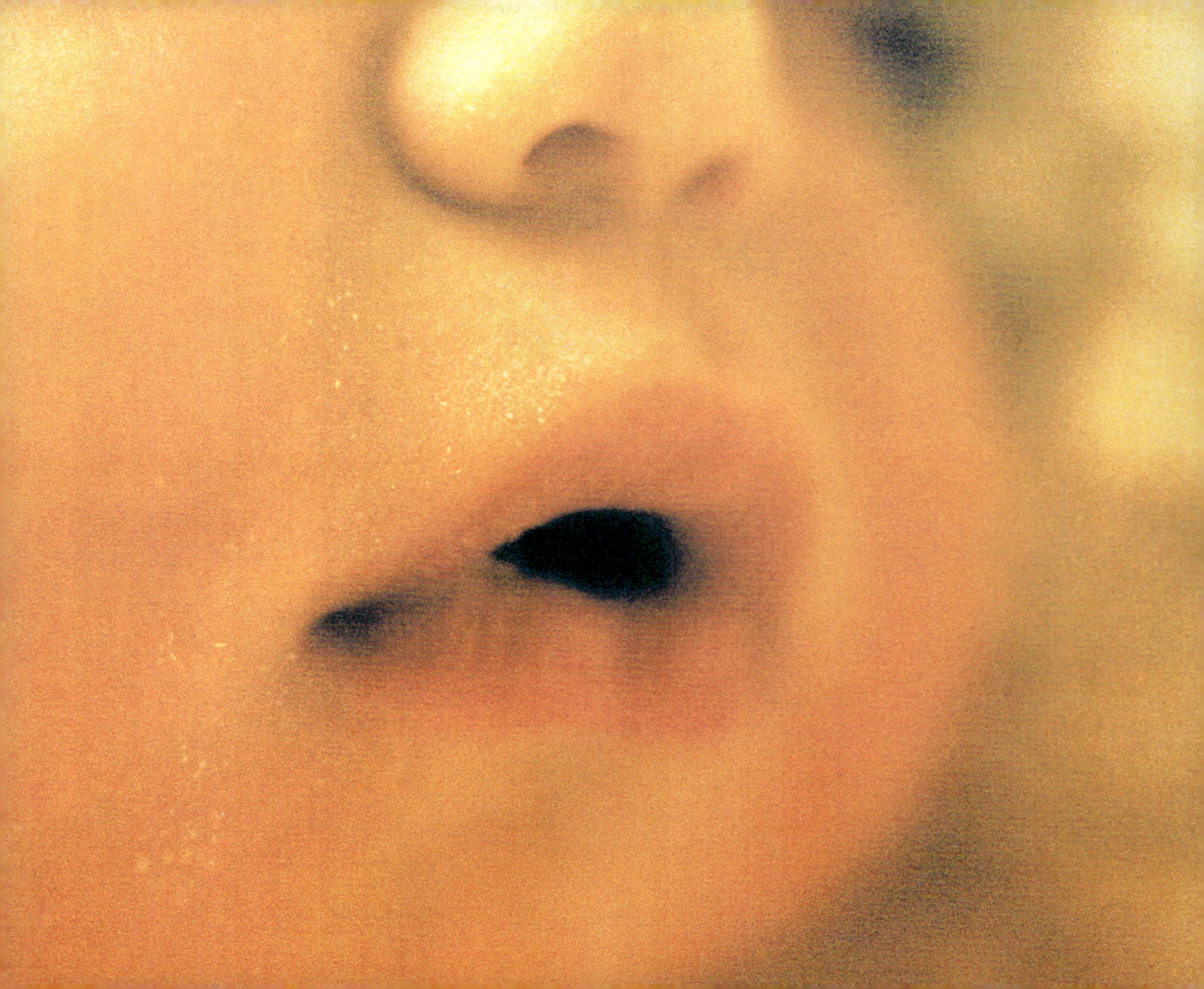

DIE SIEBEN GABEN

Wenn ich dir was wünschen dürfte,
mein liebes Kind,
wünsch ich dir die sieben Gaben,
die nicht leicht zu haben sind.

Die Geduld der Weinbergschnecke,
ruhig zieht sie ihre Bahn
und kommt unbemerkt von allen
still bei ihrem Ziele an.

Und den Stolz von meiner Katze,
kein Befehl bricht ihren Sinn.
Sie streicht nur um meine Füße,
wenn ich sanft zu ihr bin.

Wenn ich dir was wünschen dürfte,
mein liebes Kind,
wünsch ich dir die sieben Gaben,
die nicht leicht zu haben sind.

Die Balance des Stehaufmännchens.
Es schwankt etwas hin und her,
wenn man es zu Boden drückte
und steht dann wie vorher.

Und die Frechheit eines Flohes,
der die großen Tiere dreist
dort, wo sie am meisten stinken,
nicht hineinkriecht, sondern beißt.

Wenn ich dir was wünschen dürfte,
mein liebes Kind,
wünsch ich dir die sieben Gaben,
die nicht leicht zu haben sind.

Das Geheimnis eines Steines,
außen grau und unscheinbar,
weiß er doch in seinem Innern
einen Kristall, sternenklar.

Und den Traum des Samenkornes,
das sich in die Erde legt,
das die Blätter und Blüten,
Baum und Frucht in sich trägt.

Wenn ich dir was wünschen dürfte,
mein liebes Kind,
wünsch ich dir die sieben Gaben,
die nicht leicht zu haben sind.

Und zuletzt den Mut der Rose,
die noch einmal rot erblüht,
wenn schon Rauhreif und Neuschnee
jedes Feld überzieht.

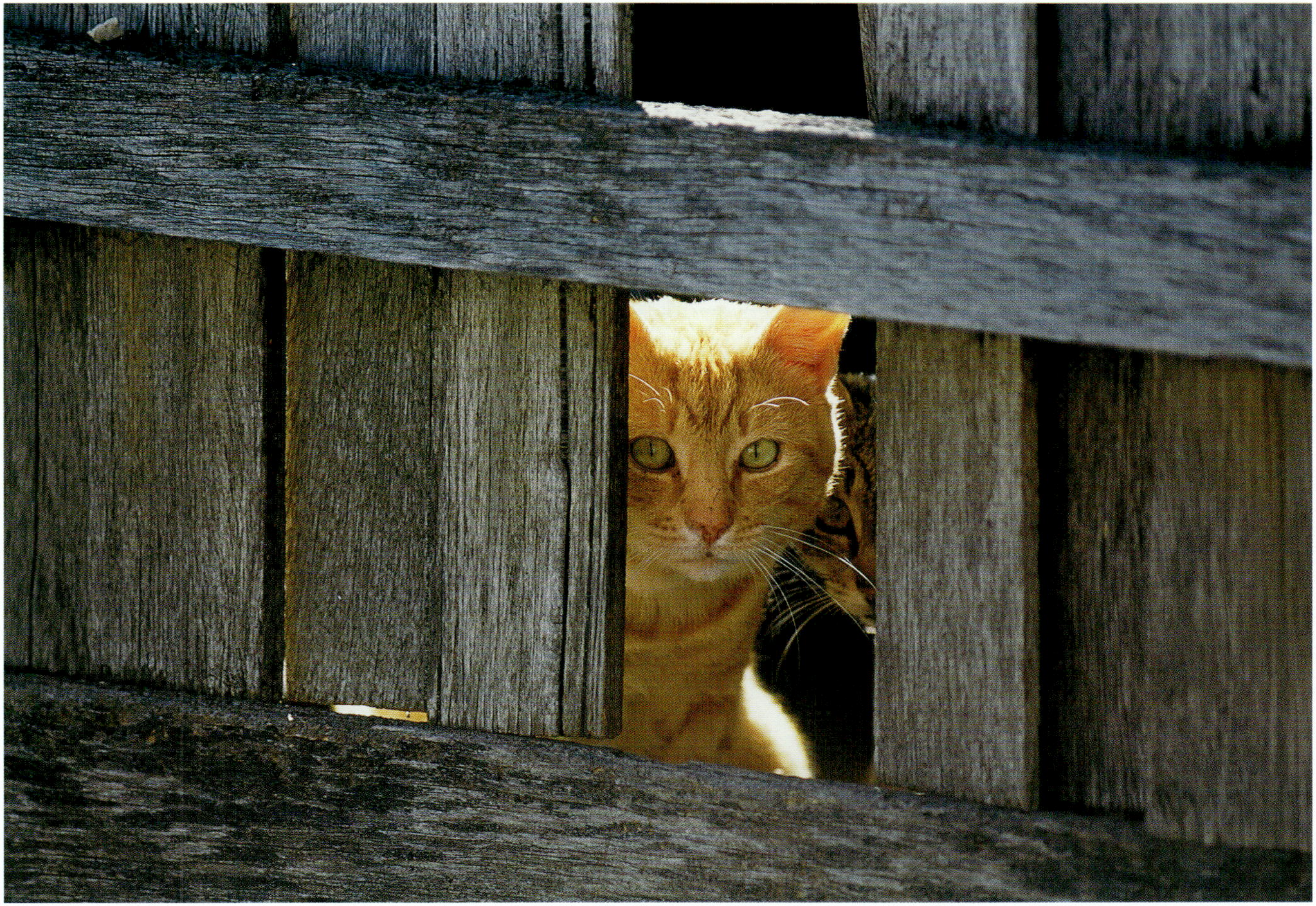

BÖSES BABY KITTY SCHMIDT!

Das ist die Geschichte von dem Baby Kitty Schmidt,
einem süßen Wickelkind von einem Jahr.
Das lag still in seinem Wagen,
ließ sich windeln, füttern, tragen,
bis zu jenem Tag, als sein Geburtstag war.

Kittys Eltern tranken mit den Gästen abends Schnaps.
Plötzlich wankte Tante Elli auf sie los
und rief: »Bussi bussi! Schatzi!
Kille kille! Schmatzi! Schmatzi!«
Da warf Kitty ihr die Torte in den Schoß.

Pfui! Igitt! Böses Baby Kitty Schmidt!
Du! Du! Du! Nein! Nein!
Äääx! Baba! Kitty, Kitty, nana!
Wirst du wohl ein braves Baby sein!

Alle Männer pafften. Kitty kriegte kaum noch Luft.
Plötzlich griff sie in den Aschenbecher rein.
Zwei Zigarren die da lagen
rutschten Papa in den Kragen.
Da fing Papa wie ein Löwe an zu schrein:

Pfui! Igitt! Böses Baby Kitty Schmidt!
Du! Du! Du! Nein! Nein!
Äääx! Baba! Kitty, Kitty, nana!
Wirst du wohl ein braves Baby sein!

Später dann beim Tanzen wurde sie herumgereicht.
Ein Geschiebe,ein Gequieke und Geschups.
Tante Rosi rief: »Hallochen!
Jetzt beiß ich dir ins Popochen!«
Da entließ das Baby einen Donner-Pups!

Pfui! Igitt! Böses Baby Kitty Schmidt!
Du! Du! Du! Nein! Nein!
Äääx! Baba! Kitty, Kitty, nana!
Wirst du wohl ein braves Baby sein!

Weil das Baby weinte, nahm der Opa seinen Schnaps
und er sagte: »Gluckiglucki! Feiner Saft!
Denn dann schläft mein kleiner Hase!«
Kitty griff nach seiner Nase
und biß wütend da hinein mit ganzer Kraft.

Pfui! Igitt! Böses Baby Kitty Schmidt!
Du! Du! Du! Nein! Nein!
Äääx! Baba! Kitty, Kitty, nana!
Wirst du wohl ein braves Baby sein!

Plötzlich lief das Baby ganz alleine in den Flur,
hängt sich noch schnell die Lederjacke um,
auf ‚nem Skateboard durch die Straßen
sah man nachts das Baby rasen
zu den Sternen hin und kehrte nicht mehr um.

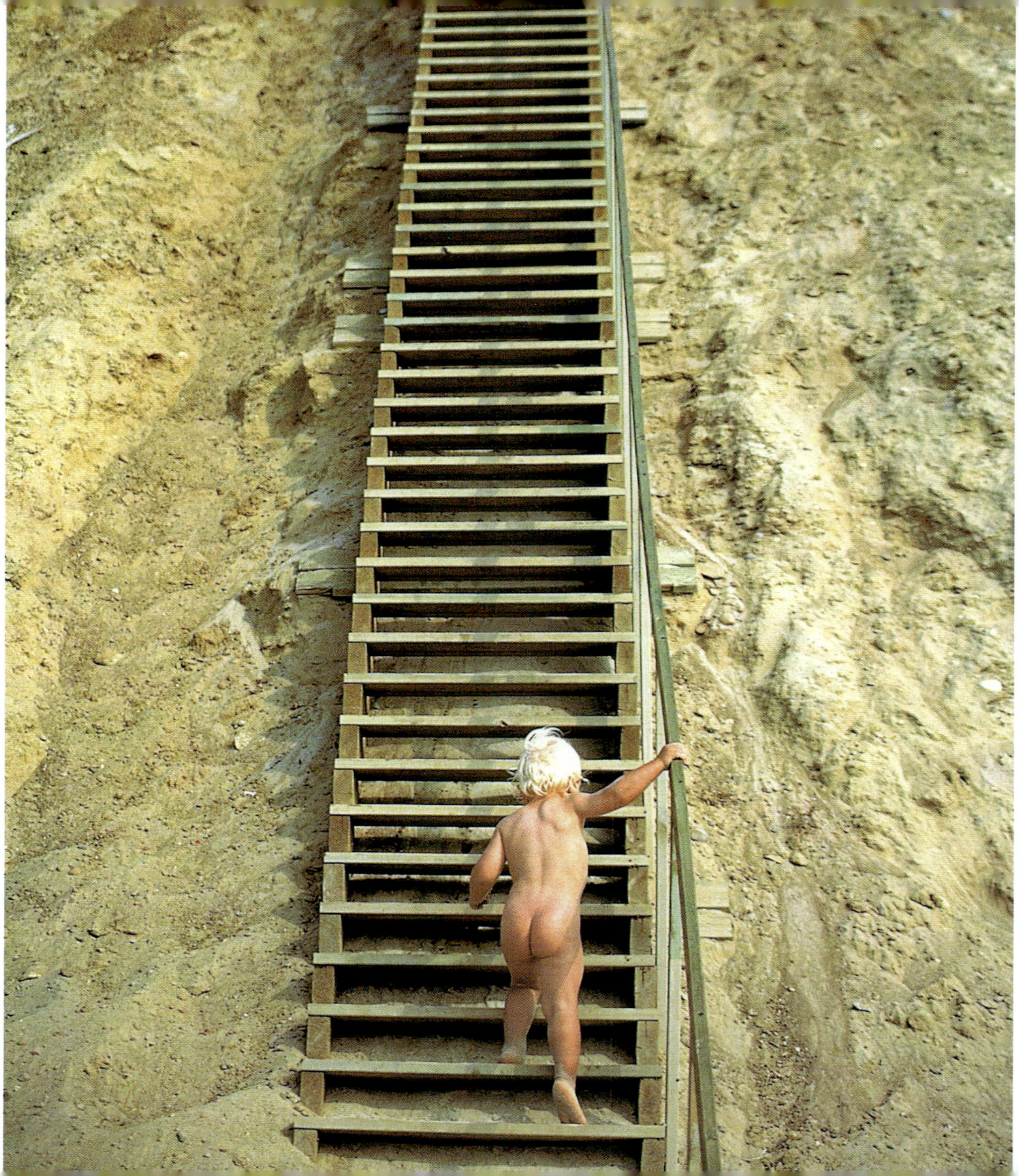

WORAUS SIND KLEINE BABYS GEMACHT?

Woraus sind alte Frauen gemacht?
Woraus sind sie gemacht?
Aus Strickzeug und Buch
und wollenem Tuch.
Ja, daraus sind sie wohl gemacht.

Woraus sind alte Männer gemacht?
Woraus sind sie gemacht?
Aus Brennholz und Karren
und Schnaps und Zigarren.
Ja, daraus sind sie wohl gemacht.

Woraus sind junge Mädchen gemacht?
Woraus sind sie gemacht?
Aus Kettchen und Ringen
und zierlichen Dingen.
Ja, daraus sind sie wohl gemacht.

Woraus sind kleine Jungens gemacht?
Woraus sind sie gemacht?
Aus Schrauben und Rädern
und Murmeln und Federn.
Ja, daraus sind sie wohl gemacht.

Woraus sind kleine Babys gemacht?
Woraus sind sie gemacht?
Aus Schnuller und Klapper
und süßem Geschlapper.
Ja, daraus sind sie wohl gemacht.

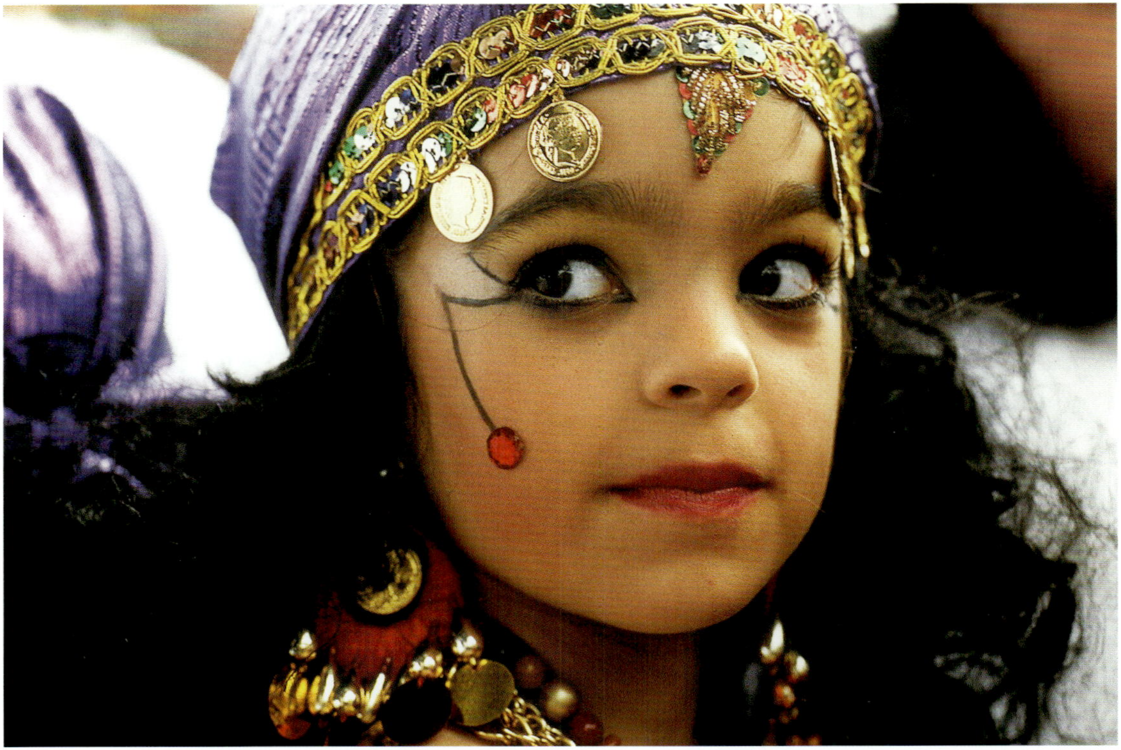

KINDERLAND

Hinter dem Affenstrand, kurz vor Schlaraffenland,
da liegt Kinderland.
Wo die Kinder alles dürfen:
kippeln, krabbeln, schmatzen, schlürfen, popeln.
Alle müssen kräftig schreien,
es gibt tolle Keilereien,
Löcher in den Hosen.
Kein Erwachsner, der gleich zankt,
sofort Disziplin verlangt.
Dort gibt's keine Großen.

Wer dahin will, hebt die Hand,
nach Kinderland.

Mittags gibt es Kompott, Bonbons zum Abendbrot,
keiner mit Bauchweh droht.
jedes Kind kann alles machen:
trommeln, pfeifen, quieken, krachen, johlen.
Man kann jedes Spielzeug kriegen.
Später läßt man's einfach liegen,
braucht es nicht aufzuräumen.
Aus dem Wasserhahn fließt Brause,
alle Schulen haben Pause.
Man hat Zeit zum Träumen.

Wer dahin will, hebt die Hand,
nach Kinderland.

Abends wird bis nach zehn ordentlich ferngesehn,
keiner muß schlafen gehn.
Alles darf im Bett man haben:
Hamster, Mäuse, Sittich, Schaben, Dackel.
Keiner wäscht sich das Gesicht,
Zähne putzen braucht man nicht,
Füße bleiben dreckig.
Hände bleiben auch beschmutzt,
Schuhe werden nicht geputzt,
der Hals ist immer fleckig.

Wer dahin will, hebt die Hand,
nach Kinderland.

Du denkst: Ein toller Ort! Bist du paar Tage dort,
dann willst du wieder fort.
Willst dich wieder einmal waschen,
nicht nur träumen, quieken, naschen, popeln.
Dann hast du dich ausgetobt,
möchtest, daß dich Mutti lobt,
willst nicht Däumchen drehen.
Außerdem hast du vermißt,
daß dich Mutti abends küßt
vor dem Schlafengehen.

Wer wieder heim will, hebt die Hand,
nach Mutterland.

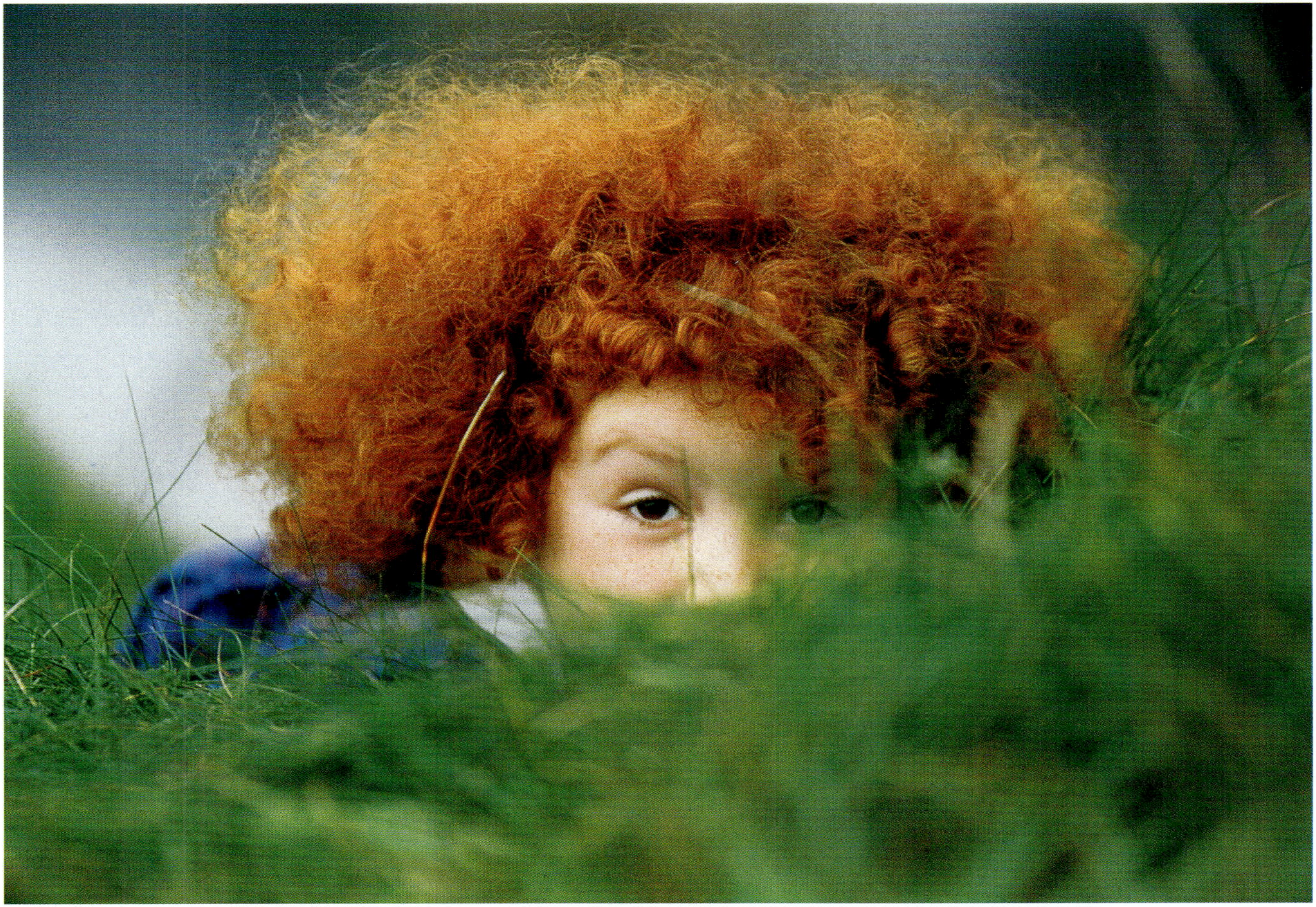

ICH HÄTT GERNE MAL GEWUSST

Wenn ein Baby noch im Bauch ist,
ruht es sich dann dauernd aus?
Kanns schon lächeln, wenn es froh ist?
Will es aus dem Bauch heraus?
Ist es auf die Welt gekommen,
will es dann manchmal zurück?
Schreits vor Wut, oder weils Angst hat
oder schreits vor lauter Glück?

Ich hätt gerne mal gewußt,
was zu diesen Fragen
Professoren sagen.
Ich hätt gerne mal ganz leis
nachgefragt, ob das mein Lehrer weiß.

Hat ein Fleischer manchmal Mitleid,
wenn er zuschlägt mit der Axt?
Tuts ihm mehr leid, wenn sein Dackel
sich das Pfötchen leicht verknaxt?
Ist es schwer für Schmetterlinge
anzufliegen gegen Wind?
Ob im Traum die Elefanten
lieber Schmetterlinge sind?

Ich hätt gerne mal gewußt
was zu diesen Fragen
Professoren sagen.
Ich hätt gerne mal ganz leis
nachgefragt, ob das mein Lehrer weiß.

Kellner tragen einen Anzug
und die Köche hinterm Herd
tragen weiße Anziehsachen.
Warum so, nicht umgekehrt?
Mädchen sitzen, Jungen stehen,
müssen sie einmal aufs Klo,
Babys pullern in die Windeln.
Warum macht der Mensch das so?

Ich hätt gerne mal gewußt
was zu diesen Fragen
Professoren sagen.
Ich hätt gerne mal ganz leis
nachgefragt, ob das mein Lehrer weiß.

Schießt ein Mensch auf andre Menschen,
kommt er sofort vor Gericht.
Aber wenn Soldaten schießen,
sagt man, sie tun ihre Pflicht.
Und wenn doch mal ein Soldat sagt:
»Ich schieß nicht!«, dann gehts ihm schlecht!
Warum finden das nicht alle
ganz verrückt und ungerecht?

Ich hätt gerne mal gewußt
was zu diesen Fragen
Professoren sagen.
Ich hätt gerne mal ganz leis
nachgefragt, ob das mein Lehrer weiß.

Ist die Welt in hundert Jahren
schöner oder fürchterlich?
Ob die Menschen dann noch lachen
und worüber, frag ich mich?
Wenn man stirbt, ist man dann traurig
Ist‘s dann dunkel oder licht?
Kommen alle in den Himmel?
Auch die Tiere? Oder nicht?

Ich hätt gerne mal gewußt
was zu diesen Fragen
Professoren sagen.
Ich hätt gerne mal ganz leis
nachgefragt, ob das mein Lehrer weiß.

EIN JUNGE WEINT NICHT

Er will nicht zur Krippe gehen, er ist ja noch so müde,
er träumt noch beim Zähneputzen. Die Mutter wird laut.
Er soll bitte nicht so trödeln. Es ist gleich Viertel sieben!
Und fängt er jetzt an zu heulen, kann sein, daß sie haut!

Ein Junge weint nicht! Ein Junge beißt
sich auf die Zunge, auch wenn das Herz reißt.
Das mußt du wohl noch lernen?!

Er soll bunte Klötzer stapeln und singen, wenn alle singen,
soll sich in die Reihe stellen, bei »Los!« geht es los.
Er soll nicht so komisch hüpfen, die Augen zur Straße richten.
Nun soll er doch nicht gleich weinen. Du bist doch schon groß.

Ein Junge weint nicht! Ein Junge beißt
sich auf die Zunge, auch wenn das Herz reißt.
Das mußt du wohl noch lernen?!

Er wird bald zur Schule kommen und spielt noch mit seiner Puppe.
Du bist doch kein Mädchen, Junge! Es hat keinen Zweck!
Dabei hat er einen Bagger und einen Plastikpanzer,
der ist sogar ferngesteuert. Die Puppe muß weg.

Ein Junge weint nicht! Ein Junge beißt
sich auf die Zunge, auch wenn das Herz reißt.
Das mußt du wohl noch lernen?!

Die Neue in der Klasse hat klare, große Augen.
Er hat schon mit ihr gesprochen. Die Jungs habn gegrölt.
Er fuhr mit ihr zum Baden, da haben sie Schlamm geworfen
und »Weiberhengst« gerufen. Das hat ihn gequält.

Ein Junge weint nicht! Ein Junge beißt
sich auf die Zunge, auch wenn das Herz reißt.
Das mußt du wohl noch lernen?!

Er ist ein Mann geworden, hat selber einen Jungen,
ein zartes, blasses Bürschchen, das träumt und spinnt.
Neulich sah er ihn weinen um eine tote Katze.
Da hat er ihn hergenommen und sagte dem Kind:

Ein Junge weint nicht! Ein Junge beißt
sich auf die Zunge, auch wenn das Herz reißt.
Das mußt du wohl noch lernen?!

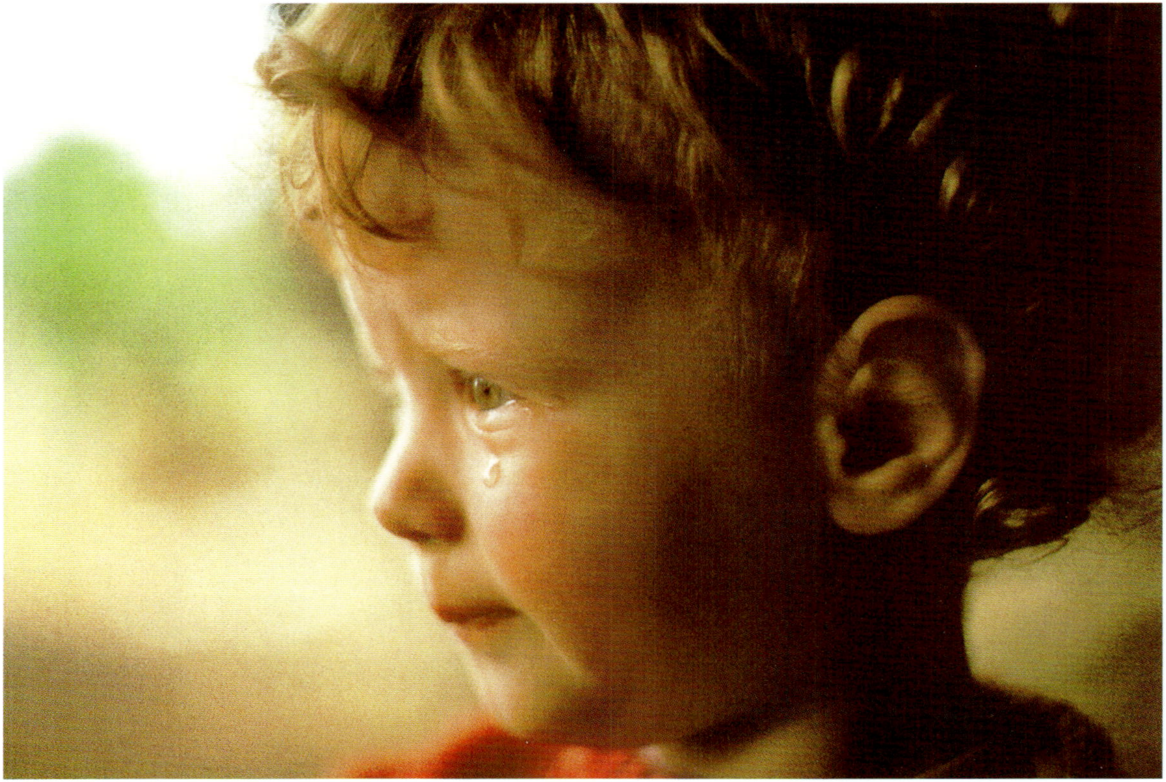

DEINE SEELE IST EIN VOGEL

Deine Seele ist ein Vogel,
stutze ihm die Flügel nicht,
denn er will sich doch erheben
aus der Nacht ins Morgenlicht.

Deine Seele ist ein Vogel,
stopf nicht alles in ihn rein.
Er wird zahm und satt und träge,
stirbt den Tod am Brot allein.

Deine Seele ist ein Vogel,
schütze ihn nicht vor dem Wind.
Erst im Sturm kann er dir zeigen,
wie stark seine Flügel sind.

Deine Seele ist ein Vogel,
und er trägt in sich ein Ziel.
Doch wenn du ihn zu oft blendest,
weiß er nicht mehr, was er will.

Deine Seele ist ein Vogel.
Hörst du ihn vor Sehnsucht schrein,
darfst den Schrei du nicht ersticken,
bleibt er stumm, dann gehst du ein.

Deine Seele ist ein Vogel,
stutze ihm die Flügel nicht,
denn er will sich doch erheben
aus der Nacht ins Morgenlicht.

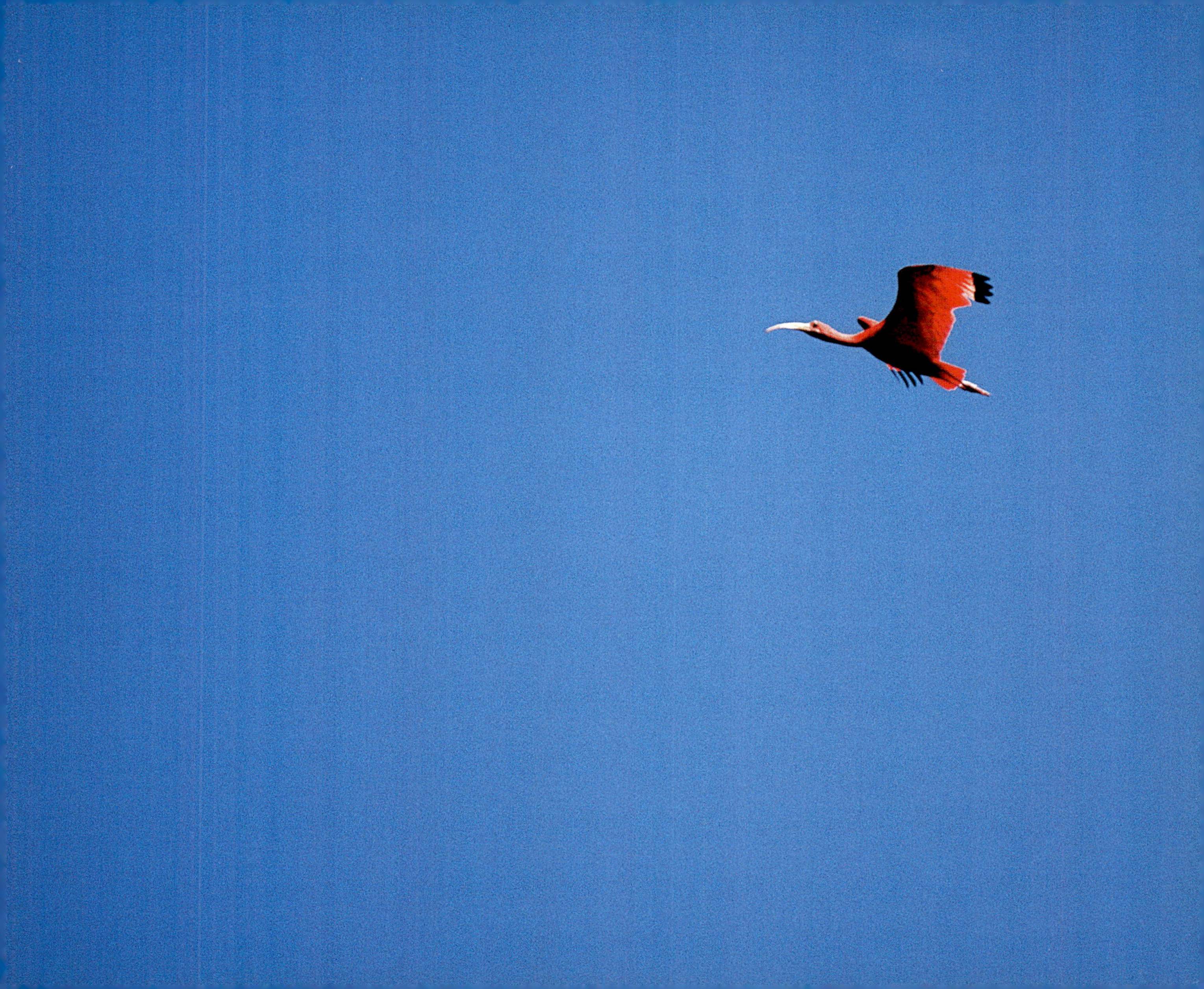

KALLE, HEINER, PETER

Warum spielt denn keiner
mit dem dicken Heiner?
Er trifft zwar nicht alle Bälle,
er ist eben nicht so schnelle,
Heiner.
Er sah letzten Winter
auf dem Eis 'ne Möwe liegen.
Ging zum Tierarzt, gab ihr Futter,
heute kann sie fliegen.
So tierlieb ist sonst keiner
wie der dicke Heiner.

Warum spottet jeder
über unsern Peter?
Er trägt eine kluge Brille,
lacht kaum und ist meistens stille,
Peter.
Aber er kann Geige spielen
und auch komponieren.
Zu Weihnachten zum Klassenfest
wird er es dann aufführen.
So was kann nicht jeder,
nur der stille Peter.

Warum hänseln alle
grad den schwachen Kalle?
Er holt sich zwar selten Beulen,
trotzdem sieht man ihn oft heulen,
Kalle.
Als einmal beim Fußballspielen
doch ein Fenster krachte,
rannten alle außer ihm,
der es zum Glaser brachte.
So mutig sind nicht alle
wie der schwache Kalle.

Kalle, Heiner, Peter,
solche kennt wohl jeder.
Kinder, die nicht stark, nicht schnell sind,
Kinder, die nicht ganz so hell sind.
Doch lernst du sie richtig kennen,
läßt du sie nicht stehen,
wirst du etwas ganz Besondres
grad bei ihnen sehen.
Und ihr könnt auf Erden
die besten Freunde werden.

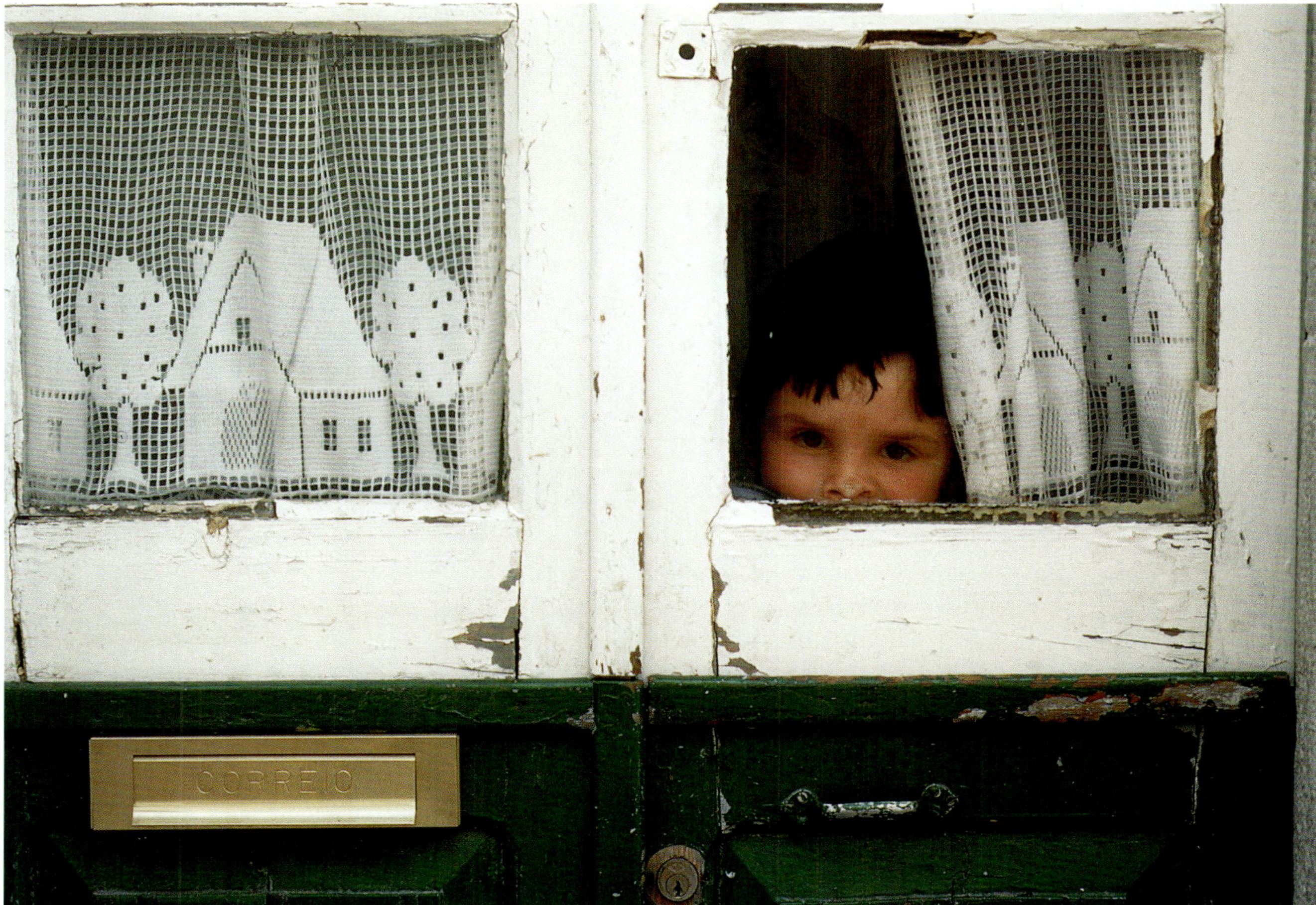
CORREIO

DER RIESE GLOMBATSCH

Der Riese Glombatsch
aus Bi - Ba - Bombatsch
ist 17 Meter 90 groß.
Auf einer Wiese sitzt unser Riese,
und Tränen falln in seinen Schoß.
Er hat keinen Freund zum Spielen,
alle reißen vor ihm aus,
vor ihm zittern alle Kinder
wie vorm Elefant die Maus.
Alle denken, er ist böse,
weil er 'n bißchen größer ist,
und sie rennen, was sie können,
grad, als ob er Kinder frißt.

Der Riese Glombatsch
aus Bi - Ba - Bombatsch
weiß nicht, was er noch machen soll,
daß sie ihm trauen
und nicht abhauen.
Sie könnten spielen wundervoll.
Er würde sie im Hut verbergen,
wenn sie Verstecken spielen wolln.
Er trüg vom Parkplatz Autos runter,
brauchten sie mehr Platz zum Tolln.
Er höb sie über Zäune rüber
und zur Aussicht in die Höh.
Er würde sie nach Hause tragen,
tun die Füße ihnen weh.

Der Riese Glombatsch
aus Bi - Ba - Bombatsch
sucht ein paar Freunde in der Stadt,
die mit ihm spielen
und mit ihm fühlen,
wenn er mal einen Kummer hat.
Was kann er für seine Größe?
Was kann er für sein Gesicht?
Warum will ihm keiner trauen,
spürt sein gutes Wesen nicht?
Darum weint der Riese Glombatsch.
Sind denn alle Kinder blind?
Und er wartet auf die Kinder,
die ein bißchen klüger sind.

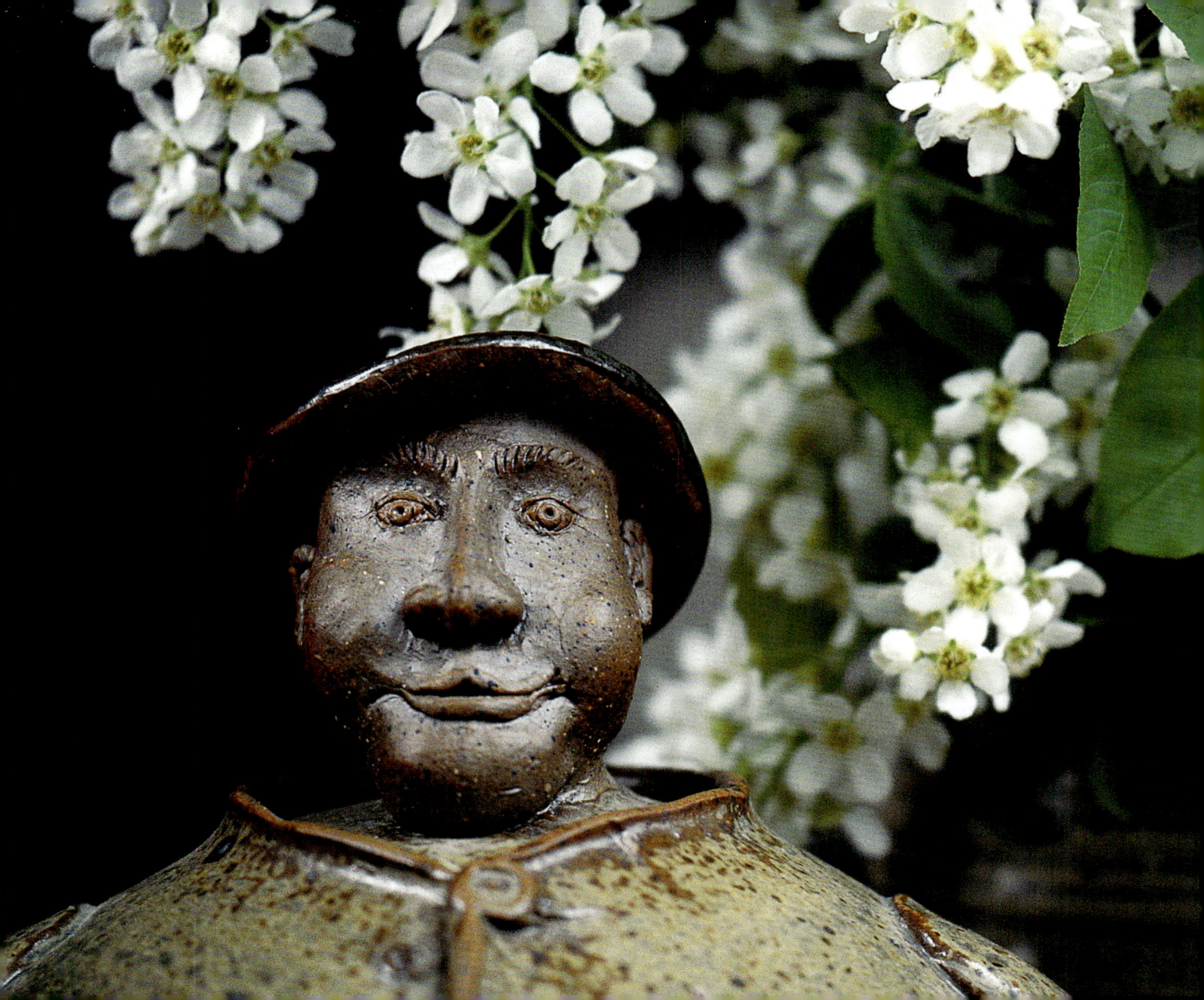

WELLENSITTICH UND SPATZEN

Als mein gelber Wellensittich aus dem Fenster flog,
hackte eine Schar von Spatzen auf ihn ein,
denn er sang wohl etwas anders und war nicht so grau wie sie,
und das paßt in Spatzenhirne nicht hinein.

Auf dem Weihnachtsmarkt läuft einer,
nach dem sich die Leute umdrehn.
Etwas Grünes hat er sich ins Haar geschmiert.
Er trägt eine Glitzerhose und am linken Ohr Geschmeide,
etwas Wangenrouge, der Hals ist tätowiert.

Träge Menschen werden munter. Stille Bürger sind entrüstet.
Dreckparolen wirft man, wo er geht und steht.
Einer sagt: »Das ist der Abschaum!
So was müßte man erschießen!
Wenn das mein Sohn wär, ich wüßte, was ich tät.«

Jemand sagt: »Der ist entlaufen!« Jemand sagt: »Hau ab. Zieh Leine!«
Irgendwo ruft einer halblaut: »Schwules Schwein!«
Jemand spuckt ihm vor die Füße. Jemand wirft nach ihm ein Brötchen.
Ein Besoffner packt ihn und schlägt auf ihn ein.

Als mein gelber Wellensittich aus dem Fenster flog,
hackte eine Schar von Spatzen auf ihn ein,
denn er sang wohl etwas anders und war nicht so grau wie sie,
und das paßt in Spatzenhirne nicht hinein.

Fünf Soldaten auf der Bude. Vier sind sofort dicke Freunde,
nur der fünnfte ist ,ne Pfeife, das steht fest!
Alle war'n schon blau, nur er nicht, hat von Fußball keine Ahnung,
abends liegt er mit ,nem Buch in seinem Nest.

Täglich schreibt die Pfeife Briefe und kriegt Post aus andern Ländern.
Alle prahln mit ihren Weibern, nur er schweigt.
Er versaut die ganze Stimmung, wenn sie sich Witze erzählen,
es wird Zeit, daß man ihm mal die Meinung geigt!

Sonntagnacht, die Pfeife schläft schon. Unsre vier sind stockbesoffen.
In der Dunkelheit zerrn sie ihn aus dem Bett.
Eine Flasche braunen Fusel flößen sie ihm ein und lachen.
Und sein Buch wird eingeschmiert mit Stiefelfett.

Als mein gelber Wellensittich aus dem Fenster flog,
hackte eine Schar von Spatzen auf ihn ein,
denn er sang wohl etwas anders und war nicht so grau wie sie,
und das paßt in Spatzenhirne nicht hinein.

Im Lokal ist Kinderfasching. An der Tür gibt es Getuschel.
Eine Mutter bringt ihr Sternentalerkind.
Das ist geistig schwer behindert, kann nicht sprechen,
nur so brummeln,
doch es strahlt, weil hier so viele Kinder sind.

Und die Mutter setzt sich mit ihm an die lange Kaffeetafel,
ihr kleiner Sternentaler klatscht zu der Musik.
Keiner schenkt ihnen Kakao ein, niemand setzt sich in die Nähe,
ab und zu nur trifft sie ein verstohlener Blick.

Als die Kinder tanzen, schwingt sie auch ihr Kind herum im Kreise.
Manche tanzen weiter, andre bleiben stehn.
Jemand sagt: »Das ist geschmacklos, schließlich sind wir keine Anstalt.«
Unsere Kinder sollen so etwas nicht sehn.

Als mein gelber Wellensittich aus dem Fenster flog,
hackte eine Schar von Spatzen auf ihn ein,
denn er sang wohl etwas anders und war nicht so grau wie sie,
und das paßt in Spatzenhirne nicht hinein.

LENA WAR KRANK

Klein Lena war krank.
Sie lag schon so lang
im Krankenhaus. Ärzten und Schwestern war bang.
Der Arzt sagte schon
mit sehr ernstem Ton,
die einzige Chance sei die Operation.
Es nahm tags darauf.
die OP ihren Lauf.
Doch aus der Narkose wachte Lena nicht auf.

Mama hat gewacht
bei Tag und bei Nacht
und für sie gebetet, an sie nur gedacht.
Ihr Herz, schwach und klein,
ging nicht von allein.
Nur eine Maschine gab Leben ihr ein.
Der Arzt sagte schon
mit traurigem Ton:
Sie kommt nicht mehr lebend von der Notfallstation!

Doch ihre Mama
saß immerzu da,
hat zärtlich geflüstert: «Ich bin dir ganz nah!«
Und in jeder Nacht,
die sie durchgewacht,
da streichelte sie Lenas Köpfchen ganz sacht.
Und wer das gesehn,
blieb mitleidig stehn.
Das Kind konnt' nichts hören und gar nichts verstehn.

Eine Schwester sprachs aus:
»Gehn Sie endlich nach Haus.
Es ist sinnlos zu reden! Mit dem Kind ist es aus.«
Doch die Mama voll Ruh,
sprach: »Ich weiß was ich tu.
Ich bleib hier und ich rede mit ihr immerzu!«
Wieder sprach sie zu ihr:
»Lena, wie geht es dir?
Liebes, wenn du mich hörn kannst, dann zeige es mir!

Eines Tags in der Früh
öffnet Lena mit Müh
ihre Augen ein wenig. Dann lächelte sie!
Ihre Mama lief raus
und sie rief durch das Haus:
»Hört, mein Kind ist am Leben! Ich halts vor Freude nicht aus!«
Es verging noch viel Zeit,
Mühe und Tapferkeit,
bis Lena gesund war, doch dann war es so weit:

Lena ging stolz davon
aus der Krankenstation.
Ein paar weinten vor Glück, denn ein Wunder wars schon!

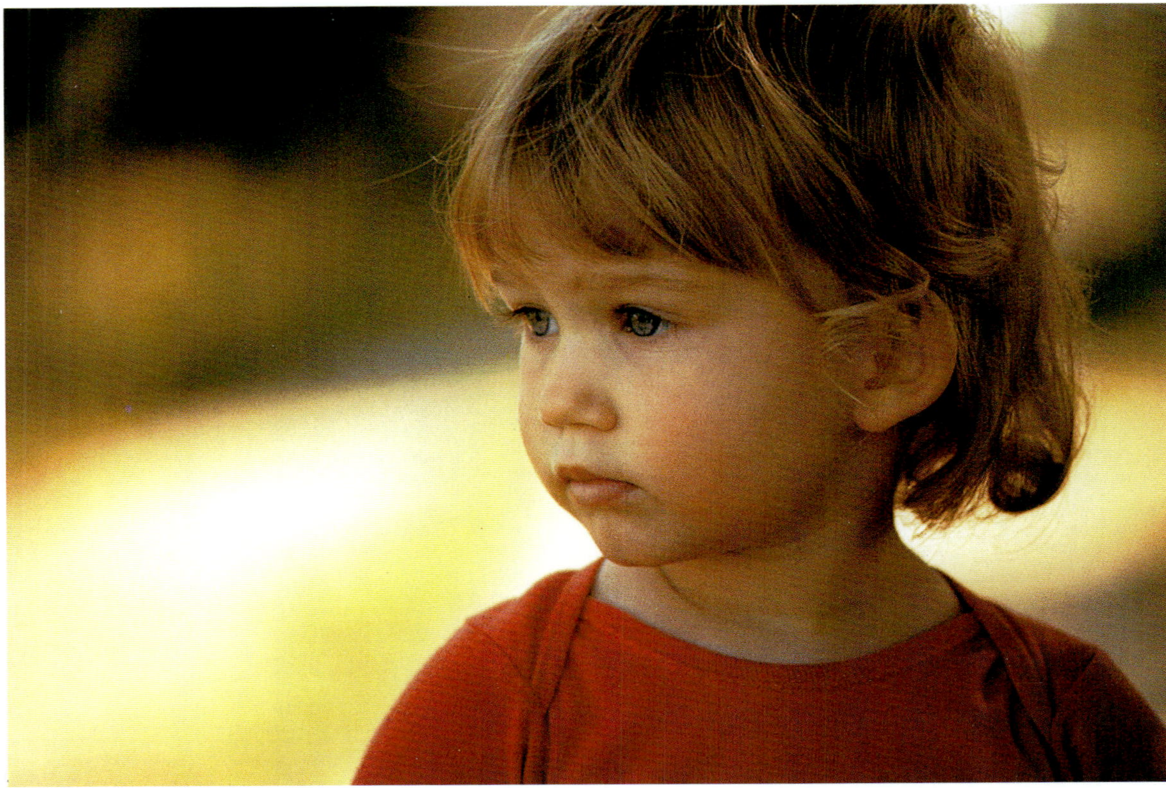

VERLUSTE

Fällt ein Baum zu Boden,
ist das nicht schlimm,
sagen die Großen.
Bäume gibt's viele.

Fällt aus dem Nest ein Vogel,
ist das nicht schlimm
sagen die Großen.
Vögel gibt's viele.

Weint ein Kind am Abend;
ist das nicht schlimm,
sagen die Großen.
Tränen gibt's viele.

Ist zerkratzt ein Auto,
dann ist das schlimm,
sagen die Großen.
Autos muß man pflegen.

Geht ein Kind verloren
in einem Kind
merken das nicht viele,
wohl, weil sie groß sind.

Geht ein Kind verloren
in einem Kind
trauern drum die Bäume,
weinen die Vögel.

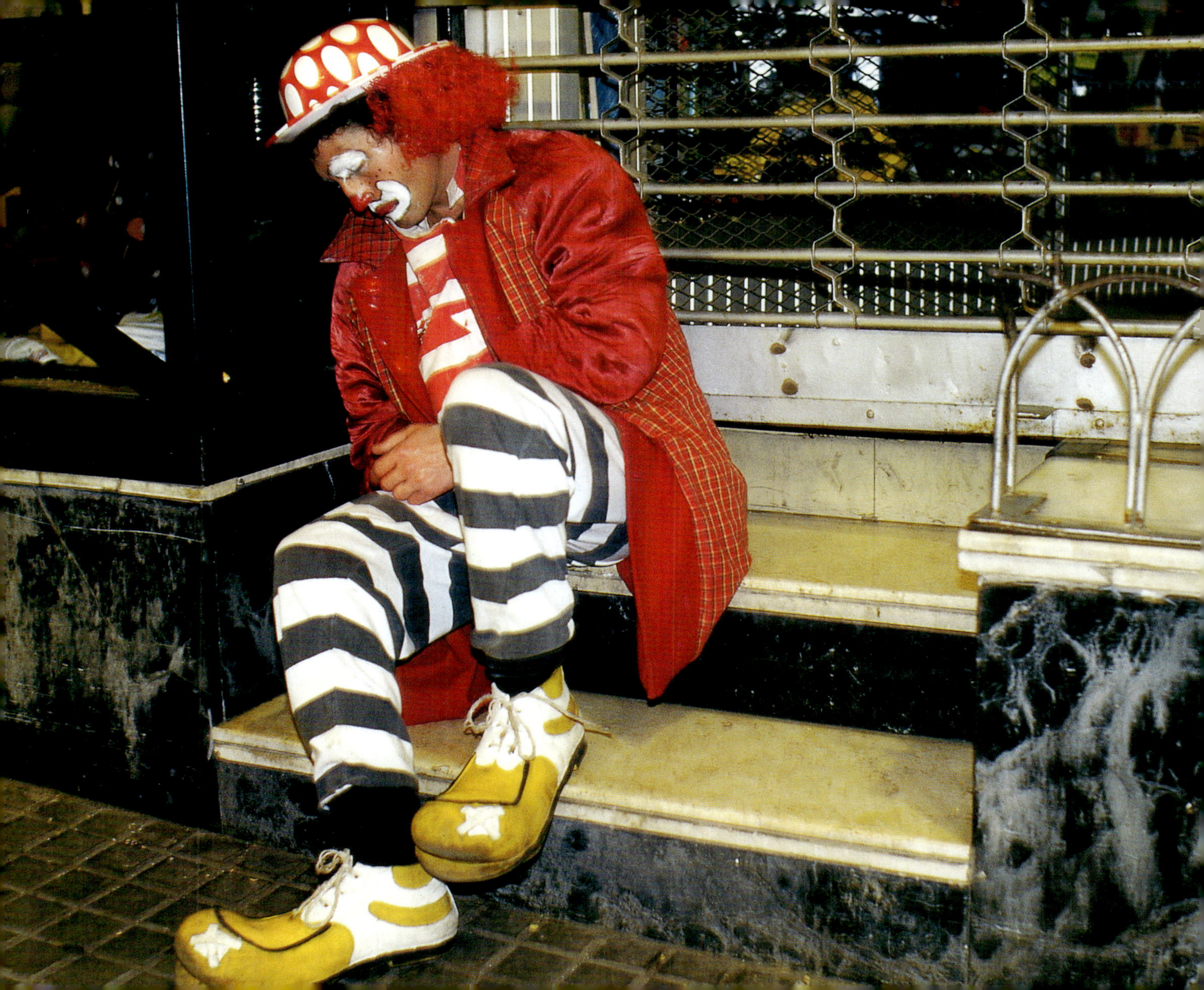

SCHLAFLIED

Vater, Mutter, Kinder,
Freund und Unbekannt
gehen jetzt zur Ruhe.
Pärchen Hand in Hand.

Liebespaare träumen
von Schleiern und von Samt,
von Küssen in ’ner Kutsche
und vom Standesamt.

Vater träumt von Mutter.
Mutter träumt vom Kind.
Das Kind träumt von den Puppen,
die mit im Bettchen sind.

Der Hund träumt von der Katze.
Die Katz träumt von der Maus.
Die Maus vom Speck im Keller.
Und wovon träumt das Haus?

Das Haus, das träumt vom Maurer,
der es neu verputzt.
Der Maurer träumt vom Auto,
das nicht die Luft verschmutzt.

Autos atmen leiser,
weil sie müde sind.
Und auch ich bin heiser.
Schlafe, schlaf, mein Kind.

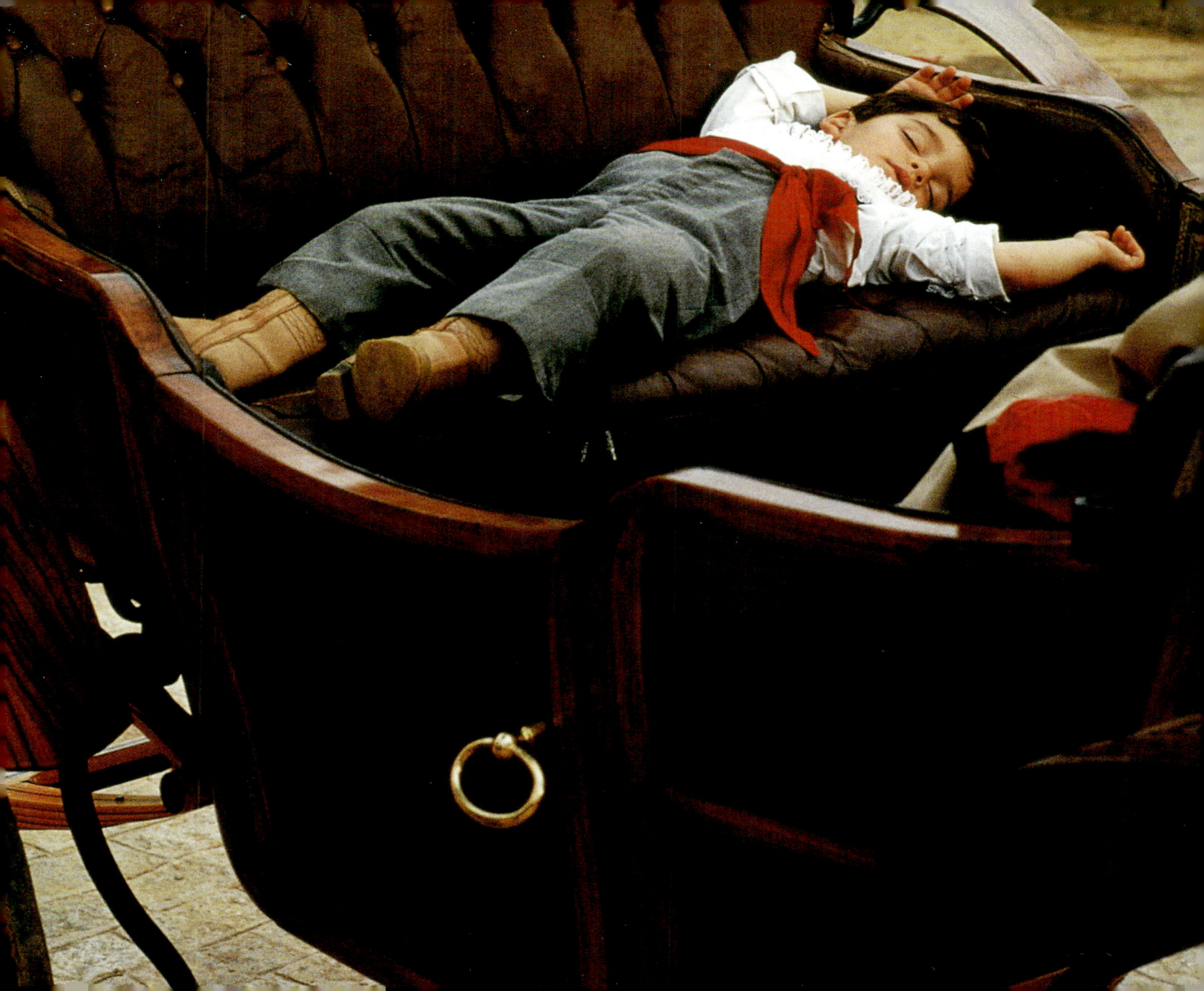

ISBN 3-86174-067-2

Karl-Heine-Straße 110, 04229 Leipzig
Gestaltung:
Dietmar und Christopher Kunz, Leipzig
Reproduktion:
Scancolor, Leipzig
Satz und Druck:
Thomas Druck Leipzig
Gedruckt auf chlorfrei gebleichtem Papier
Verarbeitung:
Kunst- und Verlagsbuchbinderei Leipzig